AF298791

RÉPONSE

A LA CRITIQUE

DE M. DUFAU,

Sur le Parallèle des Eaux minérales
d'Allemagne.

RÉPONSE

A LA CRITIQUE

DE M. DUFAU,

MÉDECIN DE DAX,

Sur le Parallèle des Eaux minérales d'Allemagne;

Insérée dans le Journal de Médecine du mois de mai 1778,

Par M. MASSIE, Docteur en Médecine de la Faculté de Montpellier, Médecin Intendant des Eaux minérales de Pouillon.

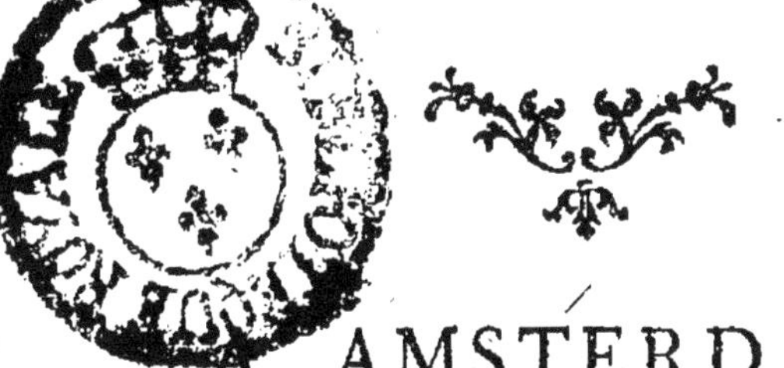

A AMSTERDAM;

& se trouve A PARIS,

Chez P. FR. DIDOT le jeune, Libraire, quai des Augustins.

M. DCC LXXVIII.

RÉPONSE

A LA CRITIQUE

DE M. DUFAU,

*Sur le Parallèle des Eaux minérales
d'Allemagne.*

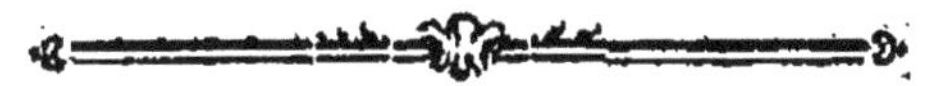

LES auteurs du Journal de Médecine, pleinement satisfaits de la critique de M. Dufau, lui ont fait des remercimens de ce qu'il avoit bien voulu en enrichir leur Journal. Ces messieurs, peu connoisseurs sans doute en fait de chimie, se sont laissé tromper par des assertions vagues ; & peut-être M. Dufau s'est-il trompé lui-

même faute de connoiſſances. N'eſt-
il pas ſurprenant qu'un médecin qui
exerce ſa profeſſion depuis cinquante
ans, ait pu tomber dans des écarts
tels que ceux que l'on voit dans ſes
Remarques critiques ? Quelle peut être
la raiſon qui l'a déterminé à prendre
la plume pour obſcurcir la vérité par
des erreurs, & pour tromper le public ? Si un zèle louable pour le bien
de l'humanité avoit été le motif de
ſa critique, auroit-il laiſſé s'écouler
cinquante ans ſans rompre le ſilence
ſur les eaux de Pouillon, dont, à ce
qu'il prétend, il n'a jamais vu que
des inconvéniens ? Il n'eſt pas vrai-
ſemblable que ç'ait été ſon objet. Il
a voulu, ſans doute, jeter du lou-
che ſur des expériences ſolides, &
ſur des obſervations réfléchies, parce
qu'il ne les a pas faites lui-même. Il
a affecté d'attribuer à M. Raulin des
choſes qui ne ſont jamais ſorties de
ſa plume, dans la ſeule vue d'en ti-

rer des avantages pour affoiblir la confiance que les eaux de Pouillon ont méritée. N'eft-ce pas fe rendre coupable de propos délibéré envers le public ? Pourquoi force-t-il fes confrères, par de tels procédés, à démontrer fes erreurs ou fon infuffifance ?

M. Dufau improuveroit-il l'ufage des eaux de Pouillon d'après fa propre expérience ? Il avoue lui-même qu'il a été rarement confulté pour le diriger ; il n'a donc pu les obferver ni en connoître les propriétés. Ayec quelles lumières & de quel droit prétend-il donc prononcer contre les vertus qu'on leur attribue d'après l'expérience & l'obfervation ?

N'auroit-il pas établi pour fondement de fa critique, les peines & foins auxquels il s'eft livré pour développer la vraie nature de ces eaux ? On voit par le peu qu'il dit à ce fujet, qu'il ne les a jamais vues à leur fource, qu'il n'en a point fait l'analyfe, ou que s'il y a travaillé, il n'a pas eu affez de lumières pour en tirer avantage. S'il avoit vu ces eaux dans leur baffin, il auroit obfervé les jets nombreux & pétillans qui fe forment à leur furface; le feul témoignage des fens lui auroit démontré l'efprit éthéré volatil minéral dont elles font imbues; il auroit vu que la rigole qui fert de déchargeoir à la fontaine, eft enduite d'un limon ochreux très-fenfible. S'il avoit fait les expériences les plus communes & les plus triviales, il fe feroit apperçu que la poudre de noix de galle les précipite en rouge. Pour peu qu'il eût donné de fuite à fes expériences, il auroit reconnu que c'eft le principe volatil de ces eaux qui tient leurs principes fixes en diffolution. S'il avoit fu les continuer felon les principes les plus fimples & les plus communs de la chimie, il y auroit trouvé quelqu'un des autres principes qui les minéralifent ; & s'il avoit eu affez de lumières pour donner un peu d'étendue à fon travail, il y auroit découvert ceux que MM. Raulin & Fourcy ont eu le talent de démontrer.

M. Dufau prétend blâmer impunément le parallèle des eaux de Pouillon & de Sedlitz, mais c'eft fans avoir la moindre connoiffance des unes ni des autres. Il donne la préférence à celles de Sedlitz qui ne contiennent qu'un fel âcre & irritant, fur celles de Pouillon qui font imbues de plufieurs principes dont chacun féparément feroit un remède falutaire. Ce n'eft donc pas d'après l'exactitude de M. Dufau que l'on doit juger de la folidité de fes opinions. Sa délicateffe ne doit pas le juftifier, puifqu'il porte les chofes au point d'inventer des affertions qu'il n'héfite pas d'attribuer à M. Raulin. Ne lui fait-il pas dire que la félénite des eaux de Pouillon n'eft qu'une

terre alumineufe imprégnée d'acide
vitriolique ? ce qui eft manifeftement
faux ; M. Raulin a trop de lumières
pour avoir pu le foupçonner. Que
peut-on penfer des talens de M. Dufau en fait de chimie, puifqu'il n'héfite pas d'avancer dans fes Remarques
critiques, que les fels d'Epfom , de
Sedlitz, de Glauber ont été donnés
& imaginés par les chimiftes, tandis
que ces fels, de même que les vitriols
& les aluns, font des productions de
la fimple nature ?

Ce feul trait ne devroit-il pas produire l'effet le plus humiliant pour
M. Dufau ? Nous aurions voulu la taire
pour l'honneur de la médecine; mais il
eft de notre devoir de faire connoître
fes erreurs, au moins en ce qui intéreffe
le bien de l'humanité. Pour confom-
mer fon deffein & faire tomber la ba-
lance en faveur des eaux de Sedlitz,
il ne reftoit à M. Dufau d'autre ref-
fource que d'exagérer les inconvé-

niens que peut avoir le fel marin contenu dans les eaux de Pouillon , &
ceux de leur félénite. Si celle-ci eût
été une efpèce d'alun , comme il a
voulu l'infinuer , elle auroit été dépla-
cée dans ces eaux. Si M. Dufau eût pris
la peine de s'arrêter & de réfléchir
fur les expériences de MM. Raulin &
Fourcy concernant ce fel , il auroit
pu s'inftruire fur fa nature. Qu'il ne
s'efforce donc plus d'en impofer par
une fauffe érudition. Le nom de félénite , donné au fel des eaux de Pouillon par MM. Venel , Mitouard &
Fourcy, préfente une idée bien diffé-
rente de ce que l'on entend ordinairement par félénite proprement dite ; c'eft-
à-dire un compofé d'acide vitriolique
& de terre calcaire, puifque de l'union
de la bafe de la félénite des eaux de
Pouillon avec l'acide vitriolique, il ré-
fulte, felon MM. Raulin & Fourcy, un
vrai fel d'Epfom, & felon d'autres un
fel qui eft plus foluble que ne l'eft ordi-

A vj

nairement une vraie félénite, mais qui l'eſt beaucoup moins que le ſel d'Epſom. Il eſt donc clair que ce ſel des eaux de Pouillon n'eſt pas une félénite, & encore moins une eſpèce d'alun, mais un ſel qui, bien examiné, doit être conſidéré comme un ſel particulier qui a plus de rapport avec le ſel ſédatif d'Homberg, qu'avec tout autre ſel connu. Sa criſtalliſation en pellicules criſtalliſées d'un gris blanc, ſa grande difficulté à ſe diſſoudre dans une quantité d'eau chaude, même plus conſidérable que celle de laquelle on l'a tiré par l'analyſe, ſon acide qui, comme celui du ſel d'Homberg, eſt vraiment marin (1), tout cela doit lui donner de grands rapports avec

____

(1) *Voyez* la Découverte de M. Frédéric Aug. Cartheuſer, dans le Journal de Médécine du mois de mars 1773 ; ou les Actes de Philoſophie & de Médecine de la Société Académique des Sciences de la Principauté de Heſſe, 1771.

ce fel fi fameux dans la chimie &
dans la médecine ; s'il en diffère, ce
ne peut être que par les nuances qui
féparent le *natrum* des magnéfies, ou
par celles encore qui différencient les
individus qui conftituent la claffe de
ces dernières terres. Il a dû paroître
bien étonnant à l'école de Rouelle,
& à celle de tous les vrais chimiftes,
qu'un fel marin à bafe terreufe fe
criftallife long-temps avant qu'un fel
marin à bafe d'alkali de foude. Toutes ces confidérations étoient propres
à faire naître des doutes raifonna-
bles dans l'efprit de M. Dufau, &
à deffiller fes yeux comme chimifte.
Comme médecin de cinquante années
de pratique, n'auroit-il pas pu fe dire
qu'il fe pourroit que ce fel, qui n'a
peut-être pas fon femblable, jouoit un
rôle intéreffant dans les eaux de Pouillon , qu'il les modifioit d'une façon
toute particulière, pour en faire des
eaux excellentes & peut-être uniques?

Tout cela n'eſt pas entré dans ſes vues; il lui a paru ſans doute plus favorable à ſes projets de ſuppoſer à M. Raulin des erreurs, & de s'accrocher fortement au ſel marin proprement dit, & à l'idée commune du ſel de cuiſine, mais qui, n'en déplaiſe à M. Dufau, ne doit pas en être moins précieux à l'humanité, d'autant mieux que ſa combinaiſon avec les autres principes des eaux de Pouillon lui donne des qualités particulières, dont la connoiſſance n'eſt pas à la portée de M. Dufau.

Avant toute diſcuſſion ultérieure, ne pourroit-on pas demander à ce ſavant critique, pourquoi les ſels avec l'acide vitriolique doivent être vus d'un œil plus favorable que les ſels avec acide marin ? Seroit-ce parce que les ſels marins ſont plus actifs que les ſels vitrioliques ? Si cela étoit, il n'y auroit qu'à donner le ſel marin à des doſes plus modérées ; c'eſt ce qu'a fait la nature dans les eaux de Pouillon, dans lesquelles il y a moins de sel marin, que les eaux de Sedlitz ne contiennent de sel d'Epsom. Jusque-là tout pourroit être égal. Pourquoi encore, sans avoir égard à la quantité & à la qualité du sel marin contenu dans les eaux de Pouillon, veut-il qu'elles doivent être trop irritantes? Est-ce parce que le sel de cuisine donné à forte dose a quelquefois produit ces effets? Quand il n'y auroit point de différence entre le sel marin & le sel de cuisine, les conséquences fâcheuses qu'on en tireroit contre les eaux minérales naturelles qui ne contiendroient que du sel marin, seroient-elles bien fondées? Le célèbre Pringle nous a appris que le sel gemme est plus anti-septique que le sel marin proprement dit. M. Fizes, dont le nom ne périra jamais parmi les praticiens, a dit mille fois dans ses leçons, qu'il n'étoit pas indifférent de

donner du nitre dans les inflamma-
tions de poitrine, tel qu'il eſt ſortant
du laboratoire des chimiſtes, ou de
le donner comme il ſe trouve dans
les ſucs de bourrache, de bugloſe, de
chicorée ; c'eſt une remarque bien
importante ſans doute, où ſon génie
vraiment praticien l'avoit conduit. Les
ſels quelconques doivent donc agir
bien différemment étant diſſous &
combinés par la nature dans les eaux
minérales, que quand une fois ſortis de
leur combinaiſon, ils ſont jetés dans
l'eau commune par la main des hom-
mes.

Cela poſé, examinons en quoi eſt-
ce que les eaux de Sedlitz méritent la
préférence ſur celles de Pouillon. Seroit-ce parceque le ſel qu'elles contiennent auroit des vertus plus pré-
cieuſes que celles du ſel marin des
eaux de Pouillon ? Conſultons quelques auteurs célèbres qui ſe ſont ex-
pliqués de la manière la moins équi-

voque fur l'efficacité du fel marin dans les maladies. M. Venel n'en propofe-t-il pas l'ufage (1) comme d'un bon apéritif dans les tempéramens déli-cats, dans les phthifies au premier de-gré ? n'a-t-il pas établi que plufieurs eaux thermales doivent leurs vertus ftimulantes, & l'avantage qu'elle ont de guérir la paralyfie & plufieurs ma-ladies de l'eftomac, au fel marin qui entre dans leur compofition ? N'eft-ce pas au fel marin que les bains de la mer doivent une grande partie des propriétés que M. Maret leur recon-noît (2) ? Ruffet ne parle-t-il pas de l'eau de la mer comme d'un des meil-leurs remèdes qu'il y ait contre les écrouelles (3) ? Le docteur Adding-

---

(1) Mémoires de l'Académie des Savans étrangers, tome II, p. 110.

(2) Mémoire couronné par l'Académie de Bordeaux, fur les Bains d'eau douce & falée.

(3) *De Tabe glandulari.*

ton, dans fa Differtation (1) traduite de l'anglois en italien, ne la propofe-t-il pas comme un excellént remède contre les affections fcorbutiques ? D'où eft-ce donc que M. Dufau a tiré que jamais on n'emploie intérieure-ment le fel marin comme purgatif ? Auroit-il affez de bonne foi pour croire que toutes les fois qu'il or-donne à fes malades du fel d'Epfom, il ne s'y trouve pas du fel marin ? Au refte, plufieurs obfervations inférées dans la Gazette de Santé (2) prou-vent que l'eau de la mer eft peut-être un des meilleurs vermifuges & dépu-rans que l'on connoiffe. C'eft fans doute au fel marin que les différentes efpèces de coralines doivent leur propriété vermifuge. Que dira de plus M. Dufau des avantages du fel de Sed-

---

(1) *Saggio fupra lo Scorbuto di Mare* ; an-née 1777.

(2) N° 31, p. 124 & 125.

litz ? Si le fel marin pur , autant qu'il peut l'être, produit d'auffi bons effets dans les maladies, que ne doit-on pas attendre de celui des eaux de Pouil-lon ? Quelle idée ne doit-on pas fe former de l'efficacité de ces eaux dans le traitement des maladies, puifqu'in-dépendamment du fel marin dulcifié par les autres principes dont elles font imbues, elles réuniffent celui de l'ef-prit minéral, du principe ferrugineux, d'une terre libre de la nature des mag-néfies, & d'un fel qui ne rend pas moins leur enfemble merveilleux, que leurs propriétés le paroîtront par l'ob-fervation ? C'eft à elle qu'il faut tou-jours avoir recours pour apprécier les propriétés des eaux minérales, de même que celles de tout autre re-mède.

Que M. Dufau ne veuille donc pas encore fe donner le travers de fufpec-ter la bonne foi de ceux qui fe font férieufement occupés de la nature &

des propriétés des eaux de Pouillon.
On ne croira jamais que MM. Raulin, Venel, Fourcy & moi, nous nous
foyons conciliés pour en impofer au
public. Si d'autres chimiftes ont parlé
foiblement & même négativement
des principes ferrugineux & volatils
des eaux de Pouillon , c'eft 'qu'ils
ne les ont pas examinées d'affez près
pour en rendre un jugement éclairé.
Si, comme M. Dufau, ces chimiftes
euffent connu les expériences de M.
Fourcy & les obfervations de M. Raulin, n'auroient-ils pas craint de com-
promettre leurs lumières en laiffant
des doutes fur l'exiftence de ces principes ?

La jufte combinaifon des principes
qui minéralifent les eaux de Pouillon, fait qu'elles ne fe décompofent
pas aifément ; par cette propriété, elles deviennent plus généralement uti-
les, parce qu'elles fupportent le tranf-
port ; elles produifent à Paris les mê-

mes effets qu'à leur fource. Si elles euffent tenu plus de fer en diffolution qu'elles ne paroiffent en contenir, elles n'auroient pas été auffi falutaires. Peut-on douter que les métaux dans un état de parfaite diffolution, ne foient plus propres à la guérifon des maladies auxquelles ils font propres, que lorfqu'ils ne font diffous qu'imparfaitement?

Les praticiens fages n'ordonnent les préparations martiales , fur-tout en fubftance, qu'à très-petite dofe ? Pourquoi donc M. Dufau veut-il abfolument, pour regarder les eaux de Pouillon comme ferrugineufes & fpiritueufes , qu'elles contiennent beaucoup de fer, qu'elles faffent éclater les vafes, qu'elles plongent dans l'ivreffe, & enfin qu'elles aient un goût acide ? Les eaux de Dax qui paroiffent avoir mérité fon attention, & auxquelles il accorde un peu trop légèrement l'efprit éthéré volatil, produifent-elles ces effets, donnent-elles même aucun signe extérieur qui les indiquent? Seroit-il donc bien étonnant que le goût salin des eaux de Pouillon couvrît & masquât tout-à-fait le piquant de leur principe élastique? C'est une loi assez générale, sur-tout dans la physique, que le plus fort l'emporte toujours sur le plus foible; d'ailleurs est-il bien décidé que tous les *gas* soient les mêmes dans les différentes eaux minérales? Il est démontré cependant que le *gas* des eaux de Pouillon est l'acide marin, plus où moins combiné de phlogistique & de matière grasse. Que M. Dufau soit plus sincère, qu'il convienne enfin que pour faire des eaux de Pouillon un excellent remède, & peut-être unique parmi les eaux minérales, il ne faut qu'en déterminer les doses selon les maladies & les tempéramens des malades, & les proportionner principalement selon la différence & la quantité de leurs prin-

cipes. Cette partie intéreffante a été
faite avec tout le foin poffible ; elle
eft confignée dans le fecond volume
du Traité analytique des Eaux minérales, par M. Raulin ; j'y ajouterai
feulement que je les ai fait prendre à la dofe d'une ou deux cuillerées,
avec le plus grand fuccès, à des en-
fans dont la rate étoit opilée.

Si M. Dufau a été appelé autrefois pour remédier aux effets des eaux
de Pouillon, il eft évident que ce ne
peut avoir été que par l'abus qu'on
en a fait, ou qu'il en a fait lui-même,
ne les connoiffant pas. Quel eft le remède le plus innocent qui ne puiffe
devenir nuifible, fi on s'en fert mal-
à-propos, & à des dofes exceffives ?
M. Dufau croit-il qu'il y ait dans la
nature quelque remède indifférent
quant à fes qualités ? C'eft principalement dans leur jufte application que
confifte le grand fecret de la médecine, & que paroît la fagacité du médecin.

Si l'on exigeoit de M. Dufau qu'il prouvât que les accidens qu'il a imputés à l'ufage des eaux de Pouillon ont été réellement leur ouvrage, il feroit fans doute bien embarraffé.

En faifant des recherches fur l'ancienneté de ces eaux, j'ai appris que quand on les prenoit autrefois, c'étoit à des dofes exceffives, à celles, par exemple, de huit, dix, douze, quinze & vingt livres; que dans la première prife on mêloit ordinairement une once de fel d'Epfom, & qu'on en faifoit autant le jour qu'on devoit en terminer l'ufage. C'étoit auffi une coutume, prefque généralement reçue, que de boire autant de coups de vin, qu'on avoit englouti de verres d'eau minérale; que pour l'ordinaire on continuoit ainfi pendant trois jours confécutifs. Dix onces, douze onces, & même moins, de manne en larmes ou de pulpe de caffe, qui font des remèdes

innocens

innocens par leur nature, prifes fui-
vant cette méthode inconfidérée & dans
gereufe , pourroient-elles ne pas produire les accidens les plus fâcheux ?
Le plus grand malheur qui pouvoit
arriver à ces malades qui n'avoient
pas été dirigés dans l'ufage de ces
eaux , étoit de tomber entre les mains
de gens affez peu réfléchis ou affez
ignorans pour attribuer les défordres
de leur fanté à quelque refte d'eau
minérale qui (felon le langage du peu-
ple) n'avoit pas pu paffer ; de-là la prétendue néceffité d'employer de nouveaux purgatifs , qui , quelque doux
qu'ils fuffent , devoient décider des
irritations , & caufer des inflamma-
tions qui éludoient fans doute les trai-
temens les plus efficaces.

Ce n'eft pas de vin ni d'autres fti-
mulans dont il faut faire ufage quand
on prend des eaux minérales, capa-
bles de produire feules des fécrétions
& des excrétions falutaires. *Corpora*

B

ſi quis purgare voluerit , dit Hippo-
crate , *ea facilè fluentia reddere oppor-
teat ;* ce qui ſe réduit à délayer, à diviſer les humeurs, & à donner de la
ſoupleſſe au ſyſtême des ſolides, con-
ditions néceſſaires pour rétablir les
fonctions dans l'ordre de la nature.
Lorſque je fais uſage des eaux de
Pouillon comme altérantes ou comme
purgatives , je recommande non pas
de les couper, ce que je crois inu-
tile , mais ſeulement de boire dans
l'après-midi, après la digeſtion du dî-
ner, quelques verres de boiſſon dé-
layante. Qu'on prenne ces précau-
tions ou qu'on ne les prenne pas,
lorſque les eaux de Pouillon ſont indiquées , on n'en voit jamais que les
effets qu'on a lieu d'en attendre.

N'eſt-il pas ſenſible que les accidens imputés par M. Dufau à ces eaux
ſalutaires, provenoient de toute autre
cauſe ; ou bien que ſes obſervations
ont été préméditées, ou faites de

propos délibéré ? J'en ai fait prendre
quelquefois dans une matinée, à des
tempéramens robuftes, jufqu'à huit &
dix livres, fans qu'il en foit furvenu
le moindre inconvénient : avec quelle
fécurité ne peut-on donc pas en faire
ufage à la dofe de trois & quatre livres, lorfqu'elles font indiquées par la
maladie, & par le tempérament des
malades ? Deux livres font fouvent
chez des perfonnes délicates tout l'effet
que l'on peut en défirer. Cela fans doute
ne s'accorde pas avec l'opinion de M.
Dufau, puifqu'il ne les juge propres
qu'aux tempéramens dont la fibre eft
lâche, molle, & difficile à ébranler.
L'expérience & l'obfervation démon-
trent au contraire qu'elles donnent de
la foupleffe aux fibres des folides en
foutenant leur ton, & en favorifant
leur élafticité, fans jamais leur caufer
d'irritation. M. Dufau en auroit jugé
de même, fi quelquefois il en eût di-
rigé l'ufage avec connoiffance de caufe.

Il ne l'a point fait, il l'avoue lui-même: *Habemus confitentem reum.* Qu'il revienne donc fur le compte des eaux de Poüillon, & qu'il rende juftice à ceux qui s'occupent de leurs propriétés pour le bien de l'humanité ; qu'il obferve les effets falutaires qu'il doit en attendre, en en faifant ufage felon les règles qui doivent diriger un médecin digne de ce nom. Il verra qu'elles ne font point irritantes ; il connoîtra à la fuite de fes obfervations, s'il en fait à propos, qu'elles font faites pour calmer des irritations & non pas pour en caufer ; je les ai vues réuffir comme par enchantement dans des diarrhées vermineufes & même dyffentériques, & dans d'autres maladies qui provenoient d'agacement & d'irritation. Il fe convaincra, s'il en obferve les effets felon les règles de l'art, que bien loin d'être échauffantes, elles produifent dès l'inftant qu'on les a bues le fentiment d'une fraîcheur très-fatisfaifante. Dans le temps qu'elles font l'effet de purgatif, la bouche s'humecte d'une rofée naturelle, ce qui fait que quand on s'eft purgé avec ces eaux, on eft rarement obligé de boire plus qu'à l'ordinaire. Il connoîtra qu'on peut les prendre comme purgatives pendant fept à huit jours de fuite, & même davantage, fans en être affoibli; au contraire, on fe fent reftauré par leur boiffon, elles donnent de l'appétit, & favorifent toutes les fonctions : quel eft le purgatif propre à produire de pareils effets? Qu'il me foit permis de défier M. Dufau d'en donner un feul exemple. Les eaux de Sedlitz ont-elles ces avantages? Mais ce que M. Dufau ne verra pas, c'eft que les eaux de Pouillon produifent ces grandes évacuations que le vulgaire defire prefque toujours quand il prend des purgatifs ordinaires. Et qu'importe, pourvu que les évacuations que l'on obtient d'elles produi-

sent les avantages qu'on s'en est pro-
posé ? M. Dufau doit donc être convaincu que les eaux de Pouillon ont
des propriétés plus étendues dans le
traitement des maladies que celles de
Sedlitz, & qu'elles méritent sur celles-
ci une préférence décidée. Ce ne doit
pas être sans raison qu'Hoffman, qui a
préconisé les eaux de Sedlitz, recommande de ne les prendre que pendant
huit à neuf jours, même comme altérantes ; pour moi j'ai fait prendre les
eaux de Pouillon pendant les deux, les
trois & les quatre mois de suite, tantôt
comme altérantes, tantôt comme purgatives, sans en avoir observé que de
bons effets. Je me flatte encore que
M. Dufau, convaincu de cette vérité,
avouera un jour que M. Raulin n'a
rien hasardé dans le parallèle des
eaux de Pouillon & de celles de Sedlitz ; il a donné la préférence aux pre-
mières, il a été en ce qui les concerne
d'une modération & d'une réserve peu

communes ; combien d'obfervations intéreffantes n'eût-il pas pu donner de plus , s'il n'eût voulu attendre fans doute l'occafion de les vérifier par lui-même ?

Avant que M. Dufau ne procède à de nouveaux effais, il eft à propos qu'il foit prévenu fur une légère incommodité qui quelquefois a lieu dans l'ufage des eaux de Pouillon, & dont on pourroit d'abord tirer de fauffes conféquences en faveur de l'idée de leur prétendue âcreté; c'eft un échauffement au fondement, auquel on remédie bientôt, en l'humectant avec un linge trempé dans la même eau. Tout autre purgatif ne pourroit-il pas produire le même effet ? N'eft-ce pas une preuve que cette irritation provient plutôt de l'âcreté de la bile , ou d'autres humeurs évacuées par l'effet des eaux, que de leur qualité purgative? J'ai encore obfervé qu'en continuant tout fimplement l'ufage intérieur des mêmes eaux, cette ardeur se diſſipe en très-peu de temps. Elles jouiſſent du plus précieux avantage des eaux minérales, qui eſt de délayer, de diviſer & évacuer des humeurs qui, par leur ſéjour dans les différens viſcères, produiroient mille infirmités toujours rebelles, & ſouvent incurables ou mortelles : les eaux de Pouillon délayent ces humeurs, les diviſent, les évacuent, ſans cauſer dans les entrailles le moindre agacement, la moindre irritation.

On interpréteroit très-mal notre façon de penſer, ſi l'on croyoit que ce ſecours dût diſpenſer de toute précaution, & qu'il fût un remède à tous les maux ; je dis au contraire qu'afin que les eaux de Pouillon réuſſiſſent dans le traitement des maladies, il faut d'abord connoître celles auxquelles elles ſont propres, & les employer enſuite avec les ménagemens que l'on obſerveroit avec tout autre remède altérant & purgatif. On doit conclure d'après les obfervations précédentes, que ces eaux font un des plus doux, des plus innocens, des plus commodes & des plus falutaires purgatifs & fondans que l'on ait découverts jufqu'aujourd'hui parmi les dons de la nature. On s'en convaincra aifément, lorfque fans prévention, fans préjugé, on examinera les principes qui les minéralifent, & qu'on recherchera leurs propriétés d'après des obfervations lumineufes.

M. Dufau doit donc fe déprévenir de fa fauffe opinion fur les propriétés des eaux de Pouillon : qu'il joigne à mes obfervations celles qu'il fera lui-même fur leur efficacité dans un nombre de maladies, il fe félicitera enfin d'avoir concouru à faire connoître un remède auffi falutaire ; c'eft ainfi qu'il fe rendra de plus en plus utile à fa patrie. Si j'avois les avantages que doivent donner cinquante ans de pratique, j'aurois fans doute plus étendu mes connoiſſances fur les propriétés de ces eaux dans le traitement des maladies. Avec quelle confiance M. Dufau ne changera-t-il pas l'ordre de fes obſervations fur les eaux de Pouillon , s'il veut bien ſe rappeler la prompte guériſon du magiſtrat de la Cour des Aides de Bordeaux ; celle de la dame à laquelle , pendant qu'elle nourriſſoit fon premier enfant, il étoit furvenu dans l'une des mamelles un dépôt laiteux & galeux qui la menaçoit d'une maladie bien plus terrible ; & enfin celle du commis de la Subdélégation de Dax , ou du receveur des tailles , qui à la fuite d'une maladie aiguë ne pouvant ſe rétablir, prit pendant quelques jours les eaux de Pouillon, qui le rendirent bientôt à ſes occupations ordinaires ? Je cite ces faits, parcequ'ils font à la connoiſſance de

M. Dufau : j'en ai devers moi un nombre d'autres auſſi intéreſſans, qui feront le ſûjet d'un mémoire utile à l'humanité ſouffrante.

BIBLIOTHECA ROYALE

F I N.

www.ingramcontent.com/pod-product-compliance
Ingram Content Group UK Ltd.
Pitfield, Milton Keynes, MK11 3LW, UK
UKHW020103100726
13658UKWH00004B/1946

9 782019 294045